ÉTUDE

SUR UN

CAS DE FIBROME MALIN

DE

LA FOSSE ILIAQUE

CHEZ L'HOMME

PAR

MAKSOUD CHERBETIAN

Docteur en médecine de la Faculté de Paris.

PARIS

A. PARENT, IMPRIMEUR DE LA FACULTÉ DE MÉDECINE
A. DAVY, successeur
52, RUE MADAME ET RUE MONSIÉUR-LE-PRINCE, 14

1883

ÉTUDE

SUR UN

CAS DE FIBROME MALIN

DE

LA FOSSE ILIAQUE

CHEZ L'HOMME

PAR

MAKSOUD CHERBETIAN

Docteur en médecine de la Faculté de Paris.

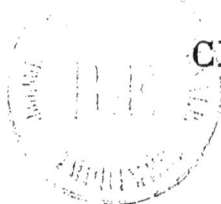

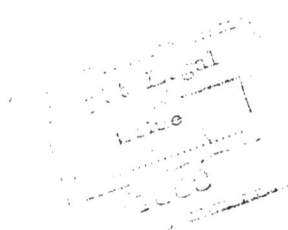

———•◦◦•———

PARIS

A. PARENT, IMPRIMEUR DE LA FACULTÉ DE MÉDECINE

A. DAVY, successeur

52, RUE MADAME ET RUE MONSIEUR-LE-PRINCE, 14

——

1883

A SA SAINTETÉ

MONSEIGNEUR NERSÈS VARJABEDIAN

Patriarche général des Arméniens grégoriens de la Turquie.

A MON PÈRE ET A MA MÈRE

Hommage respectueux de vive reconnaissance.

A MES FRÈRES

A MA SŒUR

A MON BEAU-FRÈRE

M. CALOUST COUYOUMDJIAN
Licencié de la Faculté de droit de Paris

A M. PASCAL SÉRAPHIN ET A SA FAMILLE

A MONSEIGNEUR KÉVORK UTUDJIAN
Evêque arménien à Constantinople.

A MON PARENT

M. LE DOCTEUR A. ARABIAN

A MES AUTRES PARENTS

A MON AMI

M. LE DOCTEUR M. SANDJAKJIAN

A MON AMI

M. LE DOCTEUR V. TORKOMIAN

Ancien externe des hôpitaux de Paris

A MES AUTRES AMIS

A LA MÉMOIRE DE MON REGRETTÉ ET ILLUSTRE MAITRE

LE PROFESSEUR LASÈGUE

A MON BIEN VÉNÉRÉ ET SAVANT MAITRE
LE PRÉSIDENT DE MA THÈSE

M. LE PROFESSEUR VERNEUIL

Professeur de clinique chirurgicale à l'hôpital de la Pitié,
Membre de l'Académie de médecine,
Officier de la Légion d'honneur, etc., etc.

A M. LE PROFESSEUR POTAIN

Professeur de clinique médicale à l'hôpital Necker.
Chevalier de la Légion d'honneur,
Membre de l'Académie de médecine, etc., etc.

A M. LE PROFESSEUR DAMASCHINO

Professeur de pathologie interne à la Faculté de médecine.
Médecin de l'hôpital Laënnec,
Chevalier de la Légion d'honneur, etc.

A M. LE DOCTEUR BOUILLY

Professeur agrégé à la Faculté de médecine de Paris
Chirurgien des hôpitaux

ÉTUDE

SUR UN

CAS DE FIBROME MALIN

DE LA FOSSE ILIAQUE

CHEZ L'HOMME

INTRODUCTION.

L'idée de ce travail nous a été suggérée par l'observation d'un malade que nous avons eu l'occasion de voir opérer par notre maître. M. Verneuil.

La rareté du cas, la difficulté du diagnostic, les péripéties de l'opération, nous ont engagé à rechercher si des cas analogues avaient été observés, et c'est le résultat de notre travail qui constitue le fond de cette thèse.

Les tumeurs fibreuses de la fosse iliaque n'ont été jusqu'à présent notées que chez la femme, c'est là encore un motif qui nous a conduit à étudier l'observation de M. Verneuil, ne serait-ce que pour poser un jalon et attirer l'attention des observateurs sur ce point particulier, non étudié encore, de la pathologie de l'abdomen.

Arrivé au terme de nos études, nous tenons à remercier ici notre savant maître, M. Verneuil, dont nous n'oublierons jamais ni l'enseignement, ni les bontés qu'il a eues pour nous.

Nous témoignons notre gratitude à son chef de laboratoire, M. Nepveu, qui a bien voulu nous communiquer le résultat de l'examen histologique concernant la tumeur qui existait chez notre malade.

HISTORIQUE.

Malgré les recherches auxquelles nous nous sommes livré, il nous a été impossible de trouver mention de l'existence de tumeurs fibreuses de la fosse iliaque chez l'homme.

Il n'en est pas de même chez la femme. Dès 1861, Bodin étudie dans sa thèse (1) un certain nombre de cas de tumeurs fibreuses developpées dans la fosse iliaque.

Une année plus tard, Nélaton (2) consacre une de ses leçons cliniques au même sujet, que Chassaignac reprend en 1864.

Plus tard, M. le Dr Salesses (3), à l'aide des tra-

(1) Des tumeurs fibreuses pelviennes. Thèse 1861.

(2) Leçon des tumeurs fibreuses de la fosse iliaque. Gaz. hôp., 1862.

(3) Étude clinique sur des tumeurs fibreuses péripelviennes. Thèse 1876.

vaux de ses prédécesseurs et y ajoutant de nou-
velles observations, publie une monographie qui
résume les faits jusqu'alors connus.

MM. Huguier, Michon, Gosselin, Verneuil, Chai-
rou et Guyon (1), se sont aussi occupés, à divers
titres, des tumeurs fibreuses de la fosse iliaque
chez la femme.

Tous ces auteurs sont unanimes à reconnaître la
bénignité relative des fibromes développés dans la
région qui nous occupe ; leur peu d'adhérence aux
parties profondes, mais quelquefois aussi leur rapport intime avec la séreuse péritonéale, ce qui conduit au cours de l'opération à réséquer une portion
de cette membrane, agravant ainsi le résultat opératoire, surtout si l'on se reporte à l'époque où ces
chirurgiens écrivaient.

Mais, en général, la facile énucléabilité de ces
néoplasmes rend leur diagnostic-pronostic très fa-
vorable. Mais, en dehors de ces faits, il en est
d'autres qui ne présentent pas cette simplicité par-
faite. Il est parfois très difficile de savoir si une
tumeur donnée, a contracté ou non des adhérences
avec les parties profondes, et quels sont ces organes
à l'exclusion d'autres avec lesquels la tumeur à des
connexions.

C'est là un point extrêmement délicat et impor-
tant, car de sa constatation peut découler une con-
tre-indication formelle à toute opération. Malheureusement, ce diagnostic peut être entouré de diffi-

(1) Bulletin de la Société de chirurgie, 1875.

cultés telles, que, malgré les soupçons qu'a pu
avoir le chirurgien, le désir de guérir son malade,
le détermine à une intervention, au cours de laquelle et en présence des organes importants enva-
his, il se voit forcé de ne faire qu'une opération
incomplète, dont le malade retire un bénéfice tem-
poraire, mais à laquelle le chirurgien n'aurait pas
eu recours s'il avait pu poser un diagnostic complet.

C'est un cas de ce genre que M. Verneuil a eu à
opérer, et c'est sa présence chez l'homme qui nous
a déterminé à étudier.

ETIOLOGIE.

Jusqu'aujourd'hui on n'a vu se développer les
tumeurs fibreuses que chez la femme. Nous n'igno-
rons pas celle qui a été opérée par M. Tillaux, chez
un homme dans son service de l'hôpital Lariboi-
sière, et dont l'observation détaillée est relatée dans
la thèse de Salesses, mais il faut bien reconnaître
que cette observation n'a avec la nôtre qu'un rapport relatif; car nous voulons absolument indiquer
le développement de ce néoplasme dans la fosse
iliaque, et non comme chez le malade de M. Tillaux
dans la fosse ischio-rectale.

Nous n'avons pas trouvé dans la bibliographie
française aucun cas appartenant au sexe masculin
et nous ne savons pas malheureusement ce qu'en
disent les auteurs étrangers. Nous croyons être le

premier à donner un exemple de tumeur fibreuse développée chez l'homme dans cette région.

Il va de soi-même qu'elle est beaucoup plus fréquente chez la femme que chez ce dernier.

Nous n'avons pas trouvé d'exemple concernant des enfants.

Pour ce qui est relatif, à savoir, quelle est l'origine de ces tumeurs, il se dresse au-devant de nous des difficultés presque insurmontables. L'origine de ces tumeurs est interprétée de plusieurs manières différentes par les auteurs. Bodin les considère comme dérivant probablement d'une hypertrophie du tissu musculaire, mais leur structure dément cette hypothèse. Pour M. Salesses, leur point de départ est le périoste des os avoisinants. Mais, en somme, il est assez difficile de dire, quel a été le point de départ de la néoformation. Est-elle due à une hypertrophie de la gaine des vaisseaux? à la métamorphose du tissu cellulaire sous-cutané? Provient-elle des aponévroses des muscles de l'abdomen ou des trousseaux fibreux de l'arcade de Fallope? Chez notre malade il est impossible de rien préciser : la tumeur était adhérente à tous les organes superficiels et profonds : tissu cellulaire, épiploon, péritoine, intestin, ligament de Fallope, vaisseaux iliaques, etc.

On pourrait considérer aussi la gaine des vaisseaux iliaques comme point de départ, car on a déjà vu se développer des fibromes au dépens de la gaine de l'artère fémorale, de l'artère humérale. Mais, au début, la tumeur de notre malade était très superficielle pour qu'on puisse admettre cette origine.

M. le docteur Salesses, dans sa thèse, admet uniquement que ces tumeurs sont d'origine périostiques. En effet, on ne peut pour certains cas contester la vraisemblance de cette origine ; mais faire de là une règle générale et même absolue, c'est trop se hasarder à notre avis. En effet, les tumeurs fibreuses développées aux dépens de la glande mammaire, les tumeurs fibreuses de la gaine des vaissseaux, ainsi que beaucoup d'autres organes encore, n'ont pas pour origine le périoste. Et puis, qui nous dit que le pédicule de ces tumeurs n'est autre chose qu'un commencement d'adhérence et que la tumeur a pris naissance aux dépens d'un tout autre tissu que nous ne pouvons préciser, et recevant ses vaisseaux nourriciers du même tissu ? Cela est d'autant plus vraisemblable que les malades qui ont surpris le début de leur mal, quand la tumeur était encore petite, ont remarqué qu'elle avait presque toujours pour siège le milieu de l'aine et qu'elle ne côtoyait pas de très près, soit l'épine iliaque antérieure et supérieure, soit l'épine du pubis.

Nous rejetons complètement de côté la théorie d'un épanchement de sang qui s'organiserait et qui se transformerait en tumeur fibreuse ; car aucun des malades, homme ou femme, qui ont été porteurs d'une tumeur semblable, n'ont reçu de coup, et Bodin dit fort bien dans sa thèse qu'un épan—

chement sanguin suppose une contusion violente
qui se serait accompagnée d'une ecchymose plus ou
moins considérable.

L'auteur de cette même thèse parle aussi d'irri-
tation produite par un coup ou un effort violent ;
mais il n'est personne n'ayant jamais reçu de coup
dans sa vie, et pourtant le nombre de ces tumeurs
est fort restreint.

Que devons-nous dire aussi de la théorie des con-
gestions périodiques chez la femme au moment de
ses règles ? Nous croyons que notre observation est
suffisante pour démontrer l'erreur de cette théorie.
Et le docteur Salesses ne manque pas d'affirmer la
justesse de cette opinion dans sa thèse, et il s'ex-
plique de la manière suivante : « Le fibrome du
bassin se développe en dehors de tout traumatisme
et en dehors de l'activité spéciale de la menstruation
et de la grossesse, puisqu'on le voit chez l'homme. »

Nous ne croyons pas, comme le docteur Salesses,
à l'origine unique et seulement périostique de ces
tumeurs. Nous supposons, au contraire, que l'origine de ces tumeurs doit être multiple. Il faut donc
faire ici la part de chacune et dire qu'en dehors
du périoste nous pouvons avoir le ligament de Fallope, les aponévroses des muscles abdominaux,
et même qui dit que souvent le tissu cellulaire
sous-cutané ne peut être l'origine de ces néoplasmes.

La théorie de M. Verneuil est encore vraie pour
notre malade : que les néoplasiques sont en même

temps des arthritiques. Il est vrai que notre homme n'a jamais eu ni rhumatisme articulaire aigu ou chronique, qu'il n'a jamais été pris d'une névralgie quelconque ou de migraines ; mais les flux hémorrhoïdaires périodiques dont il est atte nt sont assez pour prouver que ce malade n'est pas exempt de la diathèse arthritique.

Quant à savoir pourquoi les néoplasmes se développent plutôt chez les arthritiques que chez les non arthritiques, il est très difficile de répondre à cela et donner une explication quelconque plus ou moins plausible. Nous constatons le fait et voilà tout, et nous ne voulons pas aller plus loin, pour l'agrément de donner une explication qui pourra être facilement controversée.

ANATOMIE PATHOLOGIQUE

Il est une question relativement aisée de savoir si une tumeur se trouve dans la paroi de l'abdomen ou dans l'intérieur, derrière le péritoine. Mais il n'en est pas de même lorsqu'il s'agit de savoir si cette tumeur, après avoir pris naissance dans l'épaisseur de la paroi du ventre et s'enfonçant assez profondément, de dire d'avance, avant toute sorte d'opération préalable, si la tumeur est plus ou moins contenue dans une gaine, si elle sera au moment de l'opération assez facilement énucléable, ou au contraire comme notre observation, promettant toute sorte de facilité, et une fois en train de faire l'opération, de soulever devant l'opérateur des difficultés souvent insurmontables, et d'être obligé de laisser l'opération en mi-chemin, c'est-à-dire d'enlever une portion de la tumeur et d'en laisser une autre partie, quitte de la voir récidiver.

Les adhérences que nous avons rencontrées dans notre tumeur étaient telles, et dont le nombre était si considérable, qu'un examen le plus attentif n'aurait pas pu nous révéler l'intimité de la tumeur avec les organes voisins. En effet, qui aurait pu soupçonner que la tumeur de notre observation était en connexion intime avec le tissu cellulaire environnant, avec le ligament de Fallope, avec le bord externe du muscle grand droit, avec le muscle transverse, l'aponévrose de ces muscles, le péritoine, l'épiploon, une portion de l'intestin grêle, les vaisseaux iliaques, etc.

La tumeur pour commencer était certainement extra-péritoniale ; cela ne fait aucun doute, car dès le début le malade la sentit très bien rouler sous ses doigts.

Mais comment la tumeur aurait-elle pu franchir le tissu cellulaire ou autre dont il était entouré ? Comment aurait-elle pu prendre toute sorte de connexions bizarres avec les organes voisins, si son développement s'était fait dans une capsule fermée ?

Le fibrome n'est pas une tumeur maligne, c'est-à-dire qu'une fois complètement enlevé, il n'a aucune tendance, soit à récidiver sur place, soit à

se généraliser, En cela il se différencie des néoplasmes, tels que carcinome, épithéliome, etc., pour
lesquels l'opération n'est qu'un palliatif tempo-
raire et que l'on voit dans la majorité des cas
envahir les organes loin de leur siège primitif.

Mais le fibrome dont nous nous occupons n'étant
pas malin, n'ayant pas une influence générale sur
tout l'organisme, peut néanmoins avoir une influence locale par sa marche irrégulière.

Une tumeur fibreuse je suppose qui reste dans
une gaine, se développant sans contracter aucune
adhérence avec les parties environnantes, ne perd
en aucune façon ses caractères bénins ; tandis que,
au contraire, ce même fibrome, qui envoie des
racines à droite et à gauche, qui compromet avec
ses adhérences le jeu de beaucoup d'organes, ne
peut plus être appelé une tumeur bénigne, mais au
contraire une tumeur maligne, quant à ses effets
locaux, avec cette différence près que la tumeur
maligne est apte à se généraliser et que la tumeur
bénigne ne l'est pas.

Nous verrons, en traitant le diagnostic de ces tumeurs, combien il est difficile parfois de porter un
diagnostic anatomique, combien il est difficile, dis-
je, de savoir les adhérences de la tumeur que vous
allez opérer, avec les différents organes profonds.
Mais cela ne voudra pas dire qu'il ne faut jamais opérer ces tumeurs ; car en ce cas le chirurgien sera
obligé de croiser les bras devant ces sortes d'opérations, et en faisant ainsi, il commettra une faute

grave, car en prenant pour point de départ les exceptions, il laissera d'autres tumeurs parfaitement opérables sans opération. Donc il faut que le chirurgien risque un peu ses succès, et si quand même il arrive quelque chose de contraire à son attente, il sache ne pas pousser l'opération plus loin, et plus tard il n'aura rien à se reprocher.

Ordinairement la récidive des tumeurs fibreuses sur place met assez longtemps pour arriver à acquérir un volume considérable. Elles ne sont pas comme certaines tumeurs cancéreuses ou autres, qui en l'espace de peu de temps arrivent à avoir une grosseur relativement énorme. Chez notre malade la récidive de la tumeur n'a pas mis beaucoup de temps, et nous pouvons dire que sa marche était presque galopante ; car, dans l'espace d'un mois, la tumeur est parvenue à un volume aussi grand qu'avant l'opération. Ce caractère de récidive rapproche notre tumeur de celles des tumeurs malignes, qui ont une marche rapide pour commencer ainsi que pour récidiver.

Maintenant il s'agit de nous demander si, après récidive, la tumeur garde toujours ses caractères histologiques, c'est-à-dire, si nous avons toujours affaire à une tumeur fibreuse, ou au contraire si elle a changé de structure après l'opération, et qu'elle s'est transformée en tumeur maligne, sarcomateuse ou autre. A cette proposition il n'y a que l'autopsie qui puisse nous donner une réponse certaine.

Pendant longtemps on a cru que les tumeurs fibreuses gardaient toujours leur structure, soit qu'on les opérât, soit qu'on les laissât où elles ont pris naissance. M. Salesses, dans sa thèse, ne manque pas non plus de prétendre cela, en apportant à son appui des histologistes éminents. Mais depuis assez longtemps cette théorie a été obligée de céder devant des faits qui ne laissent plus aucun doute dans l'esprit.

M. Verneuil, dernièrement, dans une de ses leçons cliniques, en parlant des tumeurs du sein, nous a fort bien fait comprendre la possibilité du changement de structure de ce genre de tumeur.

Donc admettons, une fois pour toutes, que les tumeurs fibreuses peuvent garder leur structure pendant longtemps, et il n'est pas nécessaire à ce que fibreuses qu'elles étaient elles deviennent sarcomateuses, mais le contraire aussi pourrait parfaitement avoir lieu.

MARCHE.

D'habitude les tumeurs fibreuses mettent longtemps à se développer ; il leur faut souvent des mois et même des années pour qu'elles arrivent à atteindre un volume considérable. Dans le cas qui nous occupe, la tumeur a marché très vite, rapidement ; en quatre mois elle a atteint le volume que nous avons indiqué. Cette évolution rapide la rapproche de celles que nous sommes habitué à obser-

ver dans le développement des tumeurs malignes ;
et c'est précisément ce caractère : rapidité dans
l'évolution, que nous tenons à faire ressortir, car
c'est à la diffusion rapide du tissu de nouvelle for-
mation que cette tumeur emprunte des caractères
qu'il est rare d'observer dans la marche des tumeurs
fibreuses.

La douleur n'acquiert jamais une grande inten-
sité ; le malade peut se livrer à ses occupations et
ce n'est que de temps à autre qu'il survient des
crises douloureuses d'une durée de deux à six
heures. Le malade perçoit des douleurs compara-
bles à des coups de canif ; à la suite de quoi le calme
renaît pendant dix à quinze jours.

La constatation par le malade d'une tumeur superficielle et sous-cutanée, en même temps qu'il
était soumis à des alternatives de diarrhée et de
constipation, ne nous permet pas de lui attribuer
une relation de cause à effet. Car plus tard, et comme
cela a été constaté pendant l'opération, il s'est éta-
bli des connexions intimes entre le néoplasme et
l'intestin, et depuis longtemps déjà il n'existait pas
de trouble du tube digestif. Par conséquent, ces symptômes ne sont dus qu'à une coïncidence, et nous ne
devons leur attacher une importance qu'ils n'ont
pas.

A l'exception des douleurs que le malade ressen-
tait de temps à autre, cette tumeur s'est développée
silencieusement, ne produisant chez lui aucun
trouble fonctionnel local ou général. Le malade

mangeait avec appétit, dormait très tranquillement,
allait à ses occupations comme si rien n'était ; et
c'est pour ainsi dire le hasard qui a fait découvrir
au malade qu'il était porteur d'une tumeur semblable.

Les tumeurs fibreuses développées dans la région
qui nous occupe, produisent en général des douleurs névralgiques lointaines par compression, du
côté de la cuisse, organes génitaux, ou bien comme
chez notre malade, des douleurs dans la tumeur
même ; et souvent l'attention des malades est attirée
sur leur mal à partir du jour où ils ont commencé
à souffrir.

Nous ne sommes pas en mesure de dire ce que
cette tumeur-là allait devenir chez notre malade si
on ne l'avait pas opérée ; ce que nous pouvons
affirmer, c'est que la tumeur en faisant des progrès,
aurait très probablement fini par gêner le cours des
matières fécales.

Jamais la jambe du côté malade n'a été le siège
d'un œdème ; pourtant l'adhérence du néoplasme
était très intime avec les vaisseaux iliaques ; ces
derniers étaient entourés par les mailles du tissu
malade, et à première vue, une compression était
inévitable. Comment expliquer cette absence de
compression malgré les rapports intimes contrac-
tés enre la tumeur et les vaisseaux ? Nous l'igno-
rons ; qu'il nous suffise de constater le fait. D'ailleurs
il n'existait aucun trouble de la circulation profonde,
car à aucune époque on n'a pu observer le développement des vaisseaux superficiels, ainsi que cela

aurait dû avoir lieu s'il avait existé de la compression. Et quand même un œdème serait survenu dans le cours de l'affection, cet œdème n'aurait pas été pris pour un œdème cachectique, attendu que. l'œdème par cause mécanique s'établit lentemen t tandis que l'œdème cachectique arrive presque subitement. Et dans des circonstances pareilles l'état général indique auquel des deux cas on a affaire.

DIAGNOSTIC DIFFÉRENTIEL.

Le cas que nous avons sous les yeux est une tumeur histologiquement bénigne, car ces sortes de tumeurs à exception près, comme on le sait, n'ont pas le caractère d'envahir tous les organes ; mais cliniquement elles peuvent être malignes, quant à leur conséquence, surtout quand elles siègent dans des régions où se trouvent des organes importants. Notre cas en est un exemple irréfutable ; et M. le professeur Verneuil n'a-t-il pas dit (1) : « Que de tous les modes de distinction dichotomique, la division des tumeurs en malignes et bénignes est certainement une des moins sûres, des plus hasardeuses, comme la clinique montre tous les jours et comme nous avons cherché à le démontrer dans une autre occasion. »

Nous ne voulons pas faire pour l'instant le diagnostic différentiel entre plusieurs espèces de tu-

(1) Mémoire de la Société de biologie, 2e série, 1875, p. 185.

meurs ou abcès siégeant à la fosse iliaque, et ayant
des origines différentes ; par exemple, des abcès,
l'hypertrophie des ganglions de l'aine, ou bien
encore la possibilité d'une tumeur développée aux
dépens d'une anse intestinale. Nous traiterons cette
partie du diagnostic un peu plus loin ; nous voulons seulement parler ici des tumeurs ayant la même
structure, la même composition histologique, mais
ce différenciant d'après leur marche.

Nous supposons que nous avons une tumeur
entre les mains, et dont le diagnostic anatomique
est certain, c'est-à-dire, une tumeur fibreuse développée dans la région iliaque ; nous voulons savoir,
s'il y a moyen de déterminer jusqu'à un certain
point ses connexions avec les parties profondes.

Les tumeurs fibreuses ont ce caractère commun
que leur marche est excessivement lente. Toutes les
fois qu'on est en présence d'une tumeur développée
dans une région quelconque, et qu'en peu de temps
elle a fait des progrès qui ne sont plus en relation
avec sa nature supposée, il faut tout de suite mettre
un point d'interrogation, et ne pas dire d'avance :
tumeur fibreuse énucléable probablement, donc facilement opérable. Dans la leçon clinique que M. Verneuil nous a faite sur ce sujet, il n'a pas manqué
de nous dire que : « Toutefois on ne doit jamais
oublier que la chirurgie abdominale est féconde en
surprises, aussi ferai-je quelques réserves ; je ne
puis oublier, en effet, que la mobilité de la tumeur
n'est pas absolue, et que le mal a débuté par des

troubles intestinaux légers, il est vrai, mais qui se
sont reproduits depuis. » (*Le malade nous a appris
depuis, que cela n'était pas, que les phénomènes intestinaux du début ne s'étaient plus reproduits, et que c'est
par inadvertence qu'il a affirmé le contraire*). « Je me
demande en conséquence s'il n'y aurait pas là autre
chose que ce que nous avons cru y voir. »

Et à ce sujet, nous rappelons aussi cette phrase de
notre cher maître, qui ne cesse de répéter avec
raison que, chaque fois qu'une affection quelconque
s'éloigne de la règle générale, il faut chercher la
cause et on la trouvera plus tard si on ne l'a pas
trouvée tout de suite.

Ordinairement, les tumeurs qui se développent
dans une région quelconque, qui ont peu de connexion avec les parties profondes sont mobiles. Eh
bien, notre tumeur n'était certainement pas immo-
bile, mais elle avait une mobilité excessivement
minime, ne pouvant être déplacée en tout sens, et
on aurait dit, étant prévenu, qu'elle avait des at-
taches avec les parties profondes.

Toutes les fois donc qu'on aura une tumeur siégeant à la région qui nous occupe, que cette tumeur
aura mis peu de temps pour son développement, et
qu'elle ne sera pas assez mobile, il faudrait rester
dans le doute quand à ses adhérences avec les organes profonds.

Mais nous n'avons certainement pas la préten-
tion de dire que ces deux symptômes seront suffi-
sants pour porter un diagnostic anatomique cer-

tain. Nous avouons la difficulté de la chose, et souvent il n'y aura que l'opération qui pourra trancher la difficulté de la question ; mais il n'en est pas moins vrai que ce que nous avançons aura aussi un certain intérêt pratique dans l'avenir.

Nous allons maintenant nous occuper des tumeurs siégeant à la même région et pouvant être confondues avec d'autres affections.

TUMEURS HISTOLOGIQUEMENT MALIGNES

Ordinairement il est assez aisé de porter un diagnostic chez un sujet atteint d'une tumeur maligne quelconque : soit squirrhe, soit encéphaloïde, soit sarcome. Avant tout, l'état général du malade est mauvais, la dénutrition est précoce, troubles digestifs, anorexie, et plus tard le malade peut se cachectiser, et en ce cas ne laisser aucun doute sur la nature de l'affection. Localement, la tumeur est recouverte d'une peau plus ou moins altérée, adhérente à cette dernière, et en dernier lieu l'engorgement des ganglions met largement sur la voie pour reconnaître la nature de la tumeur.

Mais, en clinique, les choses ne se passent pas toujours aussi facilement que nous venons de le supposer ; souvent il y a un ensemble de symptômes qui vous mettent sur la voie du diagnostic. Mais il ne faut pas oublier qu'à côté de ces tumeurs dont le diagnostic est facile, il s'en trouve d'autres dont

il est cliniquement impossible d'apprécier d'avance
la nature. Et même quelquefois l'absence des symptômes généraux et locaux, et cela pendant longtemps, sont tels, que le chirurgien le plus habile
hésite devant une tumeur semblable, non pas qu'il
mettra un point d'interrogation devant son diagnostic, mais il croira pendant longtemps avoir
affaire à une tumeur histologiquement et cliniquement bénigne; et ce n'est que les suites de l'opération, l'examen histologique de la pièce qui éclaire-
ront et feront dire au chirurgien qu'il avait affaire
à une tumeur épithéliale, sarcomateuse ou cancé-
reuse.

En effet, comment savoir la nature d'une tumeur;
quand elle ne présente aucun des symptômes qui
la caractérisent? Comment savoir, dis-je, quand le
malade ne présente comme état général aucune
altération de la santé, qu'il garde son embonpoint
naturel, qu'il est rose et frais, qu'il mange, qu'il
boit comme si rien n'était, et par dessus tout, localement, quand la tumeur ne présente aucune adhérence à la peau, aucun ganglion engorgé? Devant
des faits semblables, le chirurgien est incapable de
porter un diagnostic plus ou moins certain, et ce
sont certainement les revers de la chirurgie.

TUMEURS GANGLIONNAIRES DE LA RÉGION ILIO-INGUINALE

En général il est facile de différencier les ganglions hypertrophiés d'une tumeur fibreuse déve-

loppée dans cette région. Avant tout, les tumeurs fibreuses sont uniques, tandis que les ganglions sont en nombre plus ou moins considérable : deux, trois, quatre. Ensuite leur dureté est moindre, les ganglions sont plus élastiques, souvent mous, ils sont plus superficiels et roulant facilement sous le doigt; et puis si on cherche les mêmes ganglions dans l'aine du côté opposé, on ne manque pas souvent d'en trouver de semblables à ceux-là.

PHLEGMON ET ABCÈS DE LA FOSSE ILIAQUE

Le phlegmon de la fosse iliaque ne survient pas ordinairement sans cause appréciable. Ou bien le phlegmon a été précédé d'une typhlite, ou bien d'une contusion violente, des fatigues, des marches forcées, ou des blessures par armes à feu de l'abdomen ou du bassin, ou encore il peut être le résultat de la propagation d'une inflammation de voisinage : cæcum à droite et l'S iliaque du côlon à gauche, qui sont d'un rapport intime avec les deux fosses iliaques. On peut rencontrer aussi ces phlegmons dans le cours des fièvres éruptives ou de la dothiénentérie et encore d'autres origines qu'il serait trop long d'énumérer.

Les tumeurs fibreuses se développent sans bruit et sans inflammation aucune. En revanche, les phlegmons sont toujours accompagnés d'une élévation de température, perte d'appétit, des envies de vomir, des frissons, enfin tous les symptômes

d'une inflammation aiguë. L'état local aussi peut
nous fournir des renseignements utiles : d'abord la
tuméfaction ne peut pas être facilement limitée,
ensuite elle est empâtée, n'ayant aucune consistance qui pourrait rapprocher de celle des fibromes.
On peut constater aussi dans les phlegmons de la
fluctuation profonde ou superficielle suivant le cas;
et même, s'il y avait une erreur possible, le temps
viendrait trancher la difficulté de la question.

EXOSTOSES DÉVELOPPÉES AUX DÉPENS DU BASSIN ET FAISANT SAILLIE DANS LA FOSSE ILIAQUE

Les exostoses sont relativement rares dans cette
région et leur diagnostic est relativement facile.
En effet, les exostoses sont des tumeurs qui se développent chez les syphilitiques et les strumeux, et
on ne manque pas souvent d'en rencontrer en
même temps sur d'autres parties du corps, tibia,
fémur, etc. Les exostoses ont une consistance très
dure, osseuse, non élastique et puis la tumeur fibreuse plus ou moins mobilisable, quand au contraire les tumeurs osseuses sont fixes et fortement
fixées sur l'os sous-jacent. Il faut tenir compte aussi
des douleurs nocturnes qui ne manquent presque
jamais dans les exostoses syphilitiques.

TUMEURS DÉVELOPPÉES AUX DÉPENS DES TUNIQUES DE L'INTESTIN

Ces tumeurs peuvent être confondues avec celles

de la fosse iliaque. Mais d'abord elles ne peuvent pas être perçues quand elles ont un tout petit volume, et la plupart du temps celles qui se développent en dehors de la cavité abdominale sont perçues et par le malade et par le chirurgien. De plus, ces tumeurs développées aux dépens de la tunique intestinale ne laissent pas impunément le tube digestif en repos. Suivant leur volume et leur siège, elles peuvent empêcher le cours libre des matières fécales. Le malade a des alternatives de diarrhée et de constipation. A ce sujet, nous avons déjà dit que nous pouvions émettre chez notre malade la possibilité d'une tumeur de ce genre; mais comme elle a été parfaitement sentie par le malade dès le début, et qu'il n'a pas manqué de nous indiquer la position superficielle de son mal, nous n'avons pas hésité un seul instant d'écarter cette possibilité.

ENCHONDROMES DE LA FOSSE ILIAQUE

Les tumeurs cartilagineuses sont souvent difficiles à diagnostiquer, car les symptômes de ces deux genres de néoplasmes se ressemblent souvent à s'y méprendre. Tous les deux sont durs, tous les deux ont des surfaces plus ou moins inégales, ont une même durée de développement. La fréquence de l'enchondrome est un peu plus chez les jeunes sujets que chez les adultes, mais on ne manque pas d'en rencontrer aussi chez ces derniers. Les mêmes enchondromes peuvent provoquer des douleurs loin-

taines par compression des troncs nerveux, et même
des douleurs siégeant dans la tumeur elle-même.

Que devons-nous penser aussi de l'existence du
pédicule dans les fibromes, comme en parle le docteur Salesses dans sa thèse? Ce pédicule est d'abord
rarement senti dans l'épaisseur de la peau, et surtout quand la tumeur est arrivée à acquérir son
maximum de développement comme chez notre
malade. Quant à la sensation cartilagineuse qu'on
ressent en palpant la tumeur, le docteur Salesses
dit fort bien dans sa thèse qu'il ne faudrait pas
s'imaginer, parce qu'une tumeur est cartilagineuse
que, nécessairement, sa consistance serait celle d'un
cartilage.

Mais nous pouvons dire de suite que cette confusion n'aurait aucune conséquence fâcheuse, et
qu'une opération ultérieure vous mettra sur la
bonne voie.

LIPOME DE LA RÉGION DE L'AINE.

Le lipome comme le fibrome se développe en général lentement, et tous les deux peuvent acquérir
un volume considérable. Mais ordinairement il est
difficile de confondre ces deux tumeurs, et il est
presque toujours aisé de pouvoir faire le diagnostic
différentiel avec plus ou moins de certitude. En
effet, le lipome est une tumeur dont la consistance
n'a aucun rapport avec celle d'un fibrome. Le premier est mou, souvent mamelonné, présentant la
plupart du temps une fausse fluctuation, tandis que

le second est dur et ne présente ni de fausse fluctuation ni de vraie. Le lipome se développe en
général immédiatement sous la peau, et a une tendance de faire une saillie plutôt à l'extérieur qu'à
l'intérieur; tandis que le fibrone étant plus lourd,
cherche à s'enfoncer dans la profondeur, et surtout
quand il possède un caractère diffus comme chez
notre malade. Quant au pédicule, sa présence ou
son absence ne peut rien nous apprendre, attendu
que l'un comme l'autre peuvent en être pourvus ou
dépourvus.

GOMMES SYPHILITIQUES DE LA RÉGION ILIAQUE.

La marche des gommes n'a en général aucune
ressemblance avec celle des tumeurs fibreuses.
Les gommes ne mettent pas longtemps pour arriver à leur maximum de développement; dans l'espace de très peu de temps, en général deux ou trois
semaines suffisent, pour que ces tumeurs syphilitiques aient pris une proportion quelconque. L'antécédent du malade aussi peut vous fournir certaines indications, il peut quelquefois vous guider
dans votre diagnostic; mais il ne faut pas beaucoup compter sur cette manière de faire, car vous
pouvez quelquefois avoir affaire à des personnes
qui ne se sont jamais aperçues ni de leur chancre,
ni de leur roséole, ni de leurs plaques muqueuses,
et la diathèse est entrée dans leur organisme sans
bruit aucun. Ou bien on peut avoir des malades qui

intentionnellement désirent à tout prix cacher leur syphilis. Et quand même on serait sûr de l'existence d'un chancre infectant antérieur, on ne pourrait pas affirmer le diagnostic comme accident tertiaire, car il n'est pas défendu aux syphilitiques d'avoir des tumeurs fibreuses ou autres. Donc interrogez dans cette voie sans lui attacher beaucoup d'importance.

Les gommes sont presque toujours le siège de douleurs, mais ce symptôme ne fait guère défaut aussi chez des personnes qui présentent des fibromes ; mais le traitement antisyphilitique, dans un cas les fera disparaître, tandis que dans l'autre il n'aura aucune influence appréciable. Les gommes ne présentent pas en général des contours bien délimités, et puis la peau qui les recouvre n'est pas très mobile. Plus tard la marche du mal vous mettra sur la bonne voie, la partie la plus saillante de la tumeur changera de couleur au moment de son ramollissement et deviendra bleuâtre, et, un peu plus tard, cette partie morte de la peau tombant, vous fera voir cette matière puriforme caractéristique, et en même temps la forme de l'eschare ne vous fera plus douter de la nature de l'affection.

TRAITEMENTS.

Les tumeurs fibreuses en général, et développées en particulier dans la fosse iliaque, peuvent être

traitées de deux manières: ou bien on cherche à les
faire disparaître, il est plus juste de dire de tâcher
à ce que le développement ne continue pas, par des
moyens médicaux, et quand ces derniers ont manqué leur but, d'avoir recours aux moyens chirurgicaux seul remède efficace.

TRAITEMENT MÉDICAL.

On a essayé médicalement, et on essaye encore
beaucoup de choses pour la guérison de ces tumeurs en dehors de l'opération. Certains médecins
ne manquent jamais d'employer des médicaments
qui ont un renom fondant, la plupart du temps in-
juste, comme par exemple la pommade à l'iodure
de plomb, l'iodure de potassium donné à l'intérieur
et même de donner par la même voie le seigle ergoté. Il est vrai que le seigle ergoté peut rendre
certains services pour les tumeurs fibreuses développées aux dépens de l'utérus. Mais, ne sait-on pas
que, dans cet organe, le tissu musculaire entre en
contraction aux dépens du seigle, et les fibres de la
tumeur sont pour ainsi dire comprimées par ce tissu
musculaire, et il y a par conséquent un certain
empêchement contre leur développement facile.

Il ne manque pas souvent, et nous dirons même
toujours, que ces prétendus moyens fondants
échouent leur but, et que le médecin ou le chirurgien soient obligés de recourir à l'opération. Il serait
désireux même qu'on s'adresse immédiatement aux

moyens chirurgicaux, et voilà pourquoi: c'est que
pendant ce temps là on laisse la tumeur grossir, et
par cela même on lui donne le temps de contracter
quelques adhérences en plus, chose qu'il faut prévenir à tout prix.

MOYENS CHIRURGICAUX.

Sétons-fils. — En effet, nous sommes du même
avis que le D' Bodin pour les sétons filiformes. Il
faut absolument qu'on rejette leur emploi, et une
fois pour toutes ne s'en servir jamais. Ce moyen
n'ayant aucun avantage, a au contraire tous les in-
convénients possibles et imaginables. D'abord
l'emploi de ces sétons n'a jamais guéri personne, et
s'ils ont fait quelque chose, c'était d'aggraver le
mal, et de créer aux malades des souffrances inu-
tiles. Dans les deux cas, qu'on opère ou qu'on se
serve de sétons, on doit toujours craindre un phlegmon ou un érysipèle: mais dans l'un on est sûr
d'avoir enlevé au moins la tumeur, en partie ou
en totalité, tandis que dans l'autre, loin d'avoir
donné cette satisfaction au malade et à soi-même,
il faut qu'on revienne une seconde fois sur ses pas,
et qu'on risque un nouveau phlegmon ou érysipèle.
Donc, comme nous disions plus haut, rejetons ce
moyen imparfait et inutile, qui peut mettre en danger la vie du malade et dont le résultat opératoire
est tout ce qu'il y a de plus douteux.

Section du pédicule. — Que peut-on penser aussi de la section sous-cutanée du pédicule, qui n'a donné aucun résultat satisfaisant chez les deux malades dont les observations se trouvent dans la thèse de Bodin ? En effet, on pourrait jusqu'à un certain point s'attendre à un résultat quelconque si la tumeur était encapsulée et venait s'attacher par un pédicule, soit à l'épine iliaque, soit à l'épine du pubis. Mais malheureusement cela n'arrive pas toujours, et souvent la tumeur, par ses adhérences plus ou moins multiples, n'a pas une seule source de nutrition, mais elle en a plusieurs.

Une méthode qui se rapproche de celle de la section sous-cutanée, a réussi une fois dans des circonstances particulières dont l'observation a été communiquée par M. le professeur Richet, et elle est relatée dans la thèse de Salesses. Qu'on nous permette de la rappeler ici, car elle présente à ce point de vue un certain intérêt.

Observation extraite de la thèse du Dr Salesses. — « Mme L..., âgée de 24 ans, vient consulter le Dr Richet au mois de juin 1871 pour une tumeur située dans la fosse iliaque gauche, qui donnait lieu à de très violentes douleurs, un peu calmées toutefois depuis quelque temps. Cette tumeur, de la grosseur du poing, semblait située entre les parois abdominales et avoir son siège un peu au-dessus de l'orifice interne du canal inguinal. Elle était arrondie, régulière, élastique, mobile et ne parais-

sait pas suivre les mouvements de la paroi abdominale. Un examen plus attentif permettait de lui as-
signer son siège véritable, qui était la fosse iliaque
interne, et en écartant la tumeur, la malade étant
penchée sur le côté droit, on pouvait s'assurer
qu'elle était implantée effectivement sur la face interne des os des îles par un pédicule qui pouvait
avoir approximativement la grosseur du petit doigt.
Cette circonstance conduisit M. le professeur Richet
à supposer qu'il serait possible de la détacher de
son point d'implantation par une ligature métallique ou autre, portée autour du pédicule à l'aide d'une
aiguille de Déchamps, et à travers une ouverture
faite avec un instrument étroit, en un mot par la
ligature sous-cutanée analogue à celle qui est mise
en usage pour lier les veines du cordon par le procédé de MM. Gagnebé, Ricord et Vidal (de Cassis).
Cependant comme il s'agissait là d'un procédé nouveau, M. Richet voulut avoir l'avis de deux confrè-
res expérimentés qui, sur sa demande, lui furent
immédiatement adjoints; l'un était Nélaton, l'autre
le professeur Gosselin. Après examen attentif, ces
deux professeurs partagèrent les espérances de
M. Richet et l'encouragèrent dans cette voie. L'opération fut pratiquée le 22 avril 1872 de la manière
suivante :

« Une simple ponction fut pratiquée le long de
la crête de l'os des îles à deux centimètres au-dessus
de l'épine iliaque antérieure et supérieure; une
sonde cannelée fut introduite directement jusqu'au

niveau du pédicule de la tumeur, et, quand on se
fut assuré de cette façon du pédicule et de son in-
sertion, une aiguille de Cowper munie d'un fil
métallique en argent fut glissée le long de la canne-
lure de la sonde cannelée. On contourna le pédicule,
et avec les pinces on alla chercher l'extrémité du fil
ramené du côté du pédicule opposé à celui par le-
quel on avait pénétré.

« L'aiguille fut alors retirée, puis le fil fut serré
avec le tord-fil employé dans l'opération de la fistule
vésico-vaginale et l'appareil fut laissé en place.
Sans qu'on fût obligé de serrer davantage le fil, le
quatrième jour le pédicule fut coupé et l'anse du fil
sortit naturellement par la plaie qui lui avait donné
passage. Jusque-là tout avait marché à souhait. Aucune douleur notable ne s'était manifestée localement, la malade n'avait éprouvé aucune réaction générale et c'est à peine si quelques gouttes d'un liquide
séro-sanguinolent s'étaient écoulées le long du fil.
Mais une fois celui-ci retiré, les choses changèrent
de face. Un empâtement d'abord limité au pourtour
de l'ouverture se manifesta dès le soir du cinquième
jour, puis il s'étendit de proche en proche a toute
l'étendue de la fosse iliaque. Une réaction générale
excessivement vive s'empara de la malade, fièvre,
agitation, nausées, perte de l'appétit, si bien que
dès le septième jour l'opérateur voyant un suinte-
ment purulent se faire par l'ouverture quand on
pressait sur la paroi de la fosse iliaque, n'hésita
pas à introduire une sonde cannelée et à débrider

par le haut et par le bas. Il fit une incision de 4 à 5 centimètres qui donna issue à un demi-verre environ d'un pus horriblement fétide et d'une couleur brune, mélangé de caillots et de débris. Pendant plusieurs jours l'écoulement se fit avec une certaine abondance, mais l'inflammation resta toujours limitée aux parois de la fosse iliaque sans jamais gagner le péritoine.

« Pendant ce temps la tumeur qui avait semblé partager à l'inflammation suppurative diminuait notablement de grosseur. Des injections détersives étaient pratiquées régulièrement matin et soir avec de l'eau de noyer alcoolisée. La malade reprit bientôt l'appétit. L'écoulement diminua de plus enplus et le vingt-cinquième jour après l'opération, la plaie était complètement cicatrisée et la fosse iliaque débarrassée. »

Que cette inflammation ait pris naissance dans le tissu cellulaire et se soit propagée ensuite à la tumeur ou inversement, ce qui est indubitable, c'est qu'elle a eu une heureuse action et a amené la destruction totale de la tumeur. On ne peut certainement pas accepter cela comme un moyen de traitement; on ne peut considérer cette inflammation bienfaitrice que comme un pur hasard de la clinique. Et du reste, le but de cette manière d'opérer, comme a si judicieusement dit le Dr Salesses dans sa thèse, n'était autre chose que d'éviter justement cette inflammation dont l'apparition n'est pas toujours sans influence fâcheuse sur les suites opératoires.

En mettant cette observation dans notre thèse, nous avons voulu en même temps montrer grosso modo cette manière d'opérer (1) dont tout l'honneur revient à M. le professeur Richet.

Mais tout en sachant que cette manière de faire (section et ligature du pédicule) n'a que des succès douteux, nous croyons qu'il ne faudrait pas la laisser de côté et il faudrait l'essayer une fois.

D'abord, elle ne peut avoir aucune conséquence fâcheuse, si ce n'est dans quelques cas rares; secundo, si elle réussit, par ce fait, le malade ne risquerait pas de supporter la conséquence d'une opération qui pourrait avoir du danger. Mais si, au contraire, on doute un seul instant sur les adhérences multiples de la tumeur, il faut alors chercher autre chose et rejeter complètement de côté cette conduite.

Opération. — Nous avons presque passé en revue tout ce qu'on pouvait faire pour guérir ce genre de tumeurs, et nous avons vu que ces moyens avaient peu de chance de succès. Donc, à notre avis, il ne faut pas rester très longtemps en hésitation, et il faut recourir aux vrais moyens chirurgicaux, c'est-à-dire à une opération.

Ce moyen n'est certainement pas exempt de dangers et de difficultés quand la tumeur a des adhérences multiples, et surtout avec les organes qu'on

---

(1) Pour plus amples détails, voir thèse du Dr Salesses, 1876.

ne peut pas toucher, palper et opérer impunément.

En effet, si la tumeur est solitaire, si elle ne possède qu'un seul pédicule, si elle n'a pas d'adhérences au péritoine, à l'épiploon, à l'intestin, etc.,
alors l'opération ne présente aucun danger ou
presque pas (nous disons presque pas, car le foyer
étant le siège d'une inflammation, le péritoine aussi
peut s'enflammer par propagation); mais malheureusement la tumeur ne se présente pas toujours
avec cette disposition anatomique et rend son extirpation complète, laborieuse et même impossible.

Que doit-on faire, quand au cours de l'opération,
on s'aperçoit de ces adhérences multiples sus-indi-
quées ? Doit-on à tout prix extirper la tumeur, s'il
fallait pour cela réséquer une portion de l'intestin,
l'artère et la veine iliaques, car notre observation
en présente un exemple parfait? ou bien faut-il enlever de la tumeur ce que l'on peut et laisser le
reste, quitte de la voir récidiver.

A ce sujet, nous ne pouvons pas faire mieux que
de rappeler ce que M. Verneuil a dit, quand quelques jours après il est revenu dans ses cliniques, sur
quelques points de cette opération : « J'ai laissé, a-t-il
dit, mon entreprise opératoire incomplète, parce
qu'en certains cas, j'ai plus souci de conserver et de
prolonger la vie de mes malades, que d'exécuter de
longues et brillantes opérations. Il m'eût été facile,
dans le cas présent, de réséquer la portion d'intestin envahie, de suturer les deux bouts et de les ré-
duire dans l'abdomen ; il n'eût pas été mal aisé,

avec une aiguille de Déchamps, de comprendre, entre deux ligatures, un segment de 3 ou 4 centimètres des artère et veine iliaques externes et d'en faire l'excision.

« Tout cela eût été très intéresssant comme exercice opératoire, comme manœuvre d'amphithéâtre, et l'auditoire eût été ravi d'assister à une pareille fête chirurgicale, mais le cours eût duré deux heures et le malade serait presque certainement mort le soir même ou dans la journée du lendemain.

« Au lieu de cela,il vit encore aujourd'hui et peut-être même se relèvera-t-il momentanément, etc. »

Et il ajoute, à la fin de sa leçon, ce qui suit : « Je ne saurais trop appeler votre attention, messieurs, sur cette manière de faire. Certes, c'est pour un chirurgien une grande humiliation que de laisser une opération inachevée, mais il faut bien se garder de faire de cette défaite une question d'amour-propre Lorsqu'on s'aperçoit de l'erreur,quand on s'est engagé dans une mauvaise voie, il faut confesser sa méprise, s'arrêter au plus vite, et occasionner au moins le minimum de désordres possible.

« Remords pour remords, on n'a que celui d'avoir porté un diagnostic inexact. »

Manuel opératoire. — Il faut pour cela suivre l'exemple de Nélaton, MM. Gosselin et Verneuil. Une incision parallèle à l'arcade de Fallope, comme si on voulait faire la ligature de l'artère iliaque

externe, faire de manière, suivant le volume de la
tumeur, à ce que les deux extrémités de l'incision
soient éloignées de l'épine du pubis à deux travers
de doigts pour épargner la ligature de l'artère épigastrique, quitte d'allonger cette incision si, au
cours de l'opération, le besoin se fait sentir. L'autre extrémité de l'incision gardera, par rapport à
l'épine iliaque antéro-supérieure, la même distance.
Il faut qu'on fasse la ligature de la circonflexe
d'avance, c'est-à-dire tout de suite après la première incision. Si cette incision n'est pas suffisante
par rapport au volume de la tumeur, comme les
auteurs sus-nommés ont fait, il faut abaisser une
seconde incision perpendiculaire à la première, de
manière à ce qu'elle vienne tomber sur l'arcade cru-
rale. Alors on a un espace assez considérable et on peut
très facilement examiner la tumeur et ses adhérences avec les parties profondes, et en même temps
vous pouvez avoir sous les yeux, chose indispensable
dans les opérations dangereuses, et que M. Verneuil ne cesse pas de répéter et de faire adopter ce
principe par ses élèves, les parties sur lesquelles
vous portez votre instrument tranchant, et s'il vous
arrive que vous coupiez un vaisseau d'un calibre
plus ou moins considérable, vous pourriez facilement arrêter une hémorrhagie, qu'en cas contraire
vous gênerait énormément et même quelquefois
elle pourrait avoir des conséquences fâcheuses.

Une fois la tumeur sous les yeux, vous examinez
ses rapports, ses adhérences, et si votre tumeur fait

corps avec le péritoine ou avec l'intestin, ou avec les deux à la fois, ou encore avec les vaisseaux iliaques externes, comme cela s'est présenté chez notre malade, alors vous coupez votre tumeur en deux et vous cherchez à réséquer ces deux parties, le plus que vous pourrez. Si, au contraire, les adhérences ne sont pas si étendues, alors la tumeur ne demande plus beaucoup de difficulté pour son extirpation.

Une fois la tumeur extirpée, vous liez certaines artères que vous avez sous vos pinces, et puis vous mettez, suivant la longueur de l'incision, un nombre variable de points de suture, et vous laissez les deux extrémités de votre solution de continuité, par lesquelles vous faites pénétrer des drains d'un calibre moyen.

L'opération doit se faire exclusivement sous le spray

On doit faire un pansement de Lister rigoureux.

On ne ferait pas mal, je crois, d'appliquer sur l'abdomen, les deux premiers jours de l'opération, une vessie remplie de glace, comme M. Tuffier, l'interne distingué du service de M. Verneuil, a fait faire chez notre malade pour prévenir une inflammation de la séreuse péritonéale.

Complications qui peuvent survenir à la suite de l'opération. — Après l'opération, les complications qui peuvent survenir sont : 1° Si on a lésé ou mutilé le péritoine, il peut éclater une péritonite dans les trois jours qui suivent l'opération, et mettre la

vie du malade en grand danger. Et c'est pour cela
que nous avons dit plus haut qu'il faudrait recouvrir l'abomen de glace, qui pourrait prévenir jusqu'à un certain point l'inflammation de cette séreuse qu'on doit empêcher à tout prix. 2° Ou bien
il peut survenir un érysipèle qui retardera la cicatrisation de la plaie et fera manquer les points de
suture. 3' Ou bien encore, comme cela a été le cas
chez notre malade, un phlegmon du tissu avoisi-
nant de la plaie opératoire, et retardera aussi la cicatrisation. Ce phlegmon, après suppuration, peut
suivre deux voies : se collecter et obliger le chirurgien à l'ouvrir, ou bien s'ouvrir tout seul dans la
plaie, et la sortie du pus se faisant par les drains
préexistants.

Contre toutes ces complications, il n'y a pas d'indications spéciales à remplir; il faut les traiter
comme s'il s'agissait de traiter une péritonite, un
érysipèle ou un phlegmon.

Pour être complet, nous devons citer aussi une
complication que les anciens craignaient tant : nous
voulons parler de la pourriture d'hôpital qui ne
règne plus actuellement dans les salles des hôpitaux comme cela a été jadis.

Après la cicatrisation de la plaie, on doit craindre
une chose : c'est l'éventration, la hernie d'une anse
d'intestin, comme cela est arrivé chez les deux malades dont les observations sont relatées dans la
thèse de Bodin. Pour prévenir ces éventrations et
ces hernies, il faudrait faire porter aux malades,

pendant assez longtemps, des bandages appropriés, raison de plus à ceux qui ont ou présentent une tendance à la hernie.

Que faut-il faire contre les récidives? Faut-il tâcher de détruire par l'application de caustique, comme M. Gosselin a fait cela chez une malade qui a réussi parfaitement bien (thèse de Bodin), et il a revu la malade dix-sept mois après et aucune récidive n'était survenue. Voilà comment nous pouvons répondre à cette question : si les adhérences de la tumeur sont avec les parties superficielles, on doit essayer d'attaquer le néoplasme par des caustiques, mais si au contraire elles sont avec les organes profonds, nous ne croyons pas que ces caustiques pourraient avoir une grande influence sur sa disparition.

OBSERVATION PERSONNELLE. — Fibrome malin de la fosse iliaque chez un homme ayant contracté des adhérences multiples avec les vaisseaux iliaques externes, l'épiploon, le péritoine, l'intestin, etc. Opération par morcellement. Récidive rapide.

Eprecht, cordonnier, âgé de 45 ans, est entré à l'hôpital de la Pitié le 3 juillet 1883, dans le service de M. le professeur Verneuil, où il occupe le lit n° 18 dans la salle Michon. Cet homme s'est bien porté jusque dans ces derniers temps.

Il n'a aucun antécédent héréditaire digne de remarque; son père et sa mère sont morts d'acci-dents.

Lui-même, dans son enfance, n'a eu aucune af-fection strumeuse, ni d'affection vénérienne (sy-philis) dans sa jeunesse. Il n'a pas eu non plus d'attaques rhumatismales aiguës ou chroniques. Pas de névralgies, pas de migraines, mais des flux hémorrhoïdaires périodiques pendant cinq années de suite.

Il y a huit mois, il a souffert de coliques de plomb pour lesquelles il a été soigné pendant plu-sieurs semaines dans le service de M. Dumont-pallier, sans avoir toutefois présenté d'autres acci-dents de saturnisme. Il n'a jamais reçu de coups violents dans la région où il souffre.

Le malade prétend que son mal a débuté il y a quatre mois, sans causes connues, par des alterna-tives de diarrhée et de constipation qui étaient accompagnées de coliques peu violentes. Cette diar-rhée a persisté pendant un mois et puis après il n'en était plus question.

Un beau jour, le malade porte sa main par ha-sard à l'aine droite, et à sa grande surprise, il y découvre sans peine l'existence d'une tumeur qui avait à peu près le volume d'une noix ordinaire. Cette tumeur était située au-dessus de l'arcade cru-rale, presque au milieu de l'aine, immédiatement sous la peau, et cette dernière avait parfaitement conservé son aspect normal, ne possédant aucune adhérence avec la grosseur. Cette grosseur était mobile en tous sens et roulant sans difficulté sous le doigt.

Au commencement, le malade n'a pas attaché beaucoup d'importance à son mal, car il n'en était nullement gêné. Mais un peu plus tard, il a commencé à ressentir des douleurs dans sa tumeur même, qu'il compare volontiers à des coups de canif, dont la durée était très courte, presque instantanée.

Mais un peu plus tard, la tumeur commença à faire des progrès, et presque à vue d'œil elle augmenta de volume, et les douleurs dont nous avons parlé n'eurent plus ce caractère d'instantanéité, mais au contraire elles durèrent des heures entières (deux à six) et empêchèrent le malade de vaquer à ses occupations. Mais une fois la douleur disparue, tout se remettait en ordre et le malade reprenait ses occupations journalières comme si rien n'était.

Les souffrances, les progrès rapides de la tumeur n'ont eu aucune influence sur la santé générale du malade. Il est resté toujours fort, robuste, vigoureux, mangeant bien, digérant parfaitement bien, frais, rose, comme un homme qui n'a jamais souffert.

Depuis quatre mois, qui est le commencement de la maladie (ne tenant aucun compte de sa diarrhée qui n'avait certainement aucune relation avec sa grosseur), la tumeur a pris une marche d'une rapidité telle qu'elle a forcé le malade d'entrer dans le service de M. Verneuil où nous le voyons et nous

constatons ce qui suit : à la vue nous remarquons
un très léger soulèvement de la région iliaque, et
par la palpation nous découvrons que ce soulèvement est le résultat, sous les téguments doublés de
graisse, d'une tumeur ayant une forme ovoïde et
présentant des contours parfaitement délimités.
Elle s'étend perpendiculairement, de l'arcade cru-
rale à trois travers de doigt au-dessous de l'ombilic,
et horizontalement un travers de doigt de chaque
côté de l'épine iliaque antérieure et supérieure et
de l'épine pubienne. La mensuration nous fournit à
peu de chose près 12 centimètres en travers et
8 centimètres en hauteur.

La tumeur est lisse, uniforme et régulière à sa
surface, de consistance très dure, sans présenter
aucune mollesse qui aurait pu nous faire supposer
l'existence d'un point fluctuant. La peau est mobile
à sa surface, aucune adhérence entre la tumeur et
cette dernière ; mais on sent qu'il y a adhérence de
la tumeur avec l'arcade de Fallope. On peut dans
une certaine mesure la mobiliser, mais cette mobi-
lisation ne peut pas se faire en tous sens, c'est-à-
dire que quand on cherche à enfoncer la tumeur
dans la profondeur, on y parvient sans peine ; mais
si on veut faire la même manœuvre de la profondeur à la superficie, on échoue complètement. La
tumeur est profondément enfoncée dans la fosse
iliaque interne droite.

Le malade étant sur le décubitus dorsal absolu,
si on l'invite à s'asseoir, tout en lui mettant obstacle
d'accomplir cette action, on voit que la tumeur, au

Cherbetian.   4

moment de la contraction des muscles abdominaux, s'immobilise et se durcit;

Nous n'avons constaté, et le malade lui-même n'a constaté à aucun moment un trouble fonctionnel quelconque; la marche s'effectue sans peine, sans douleurs et difficultés. L'estomac est dans un très excellent état, et il n'est plus question de cette diarrhée qui d'ailleurs n'a duré qu'un mois en tout et pas continuellement.

Le malade ne ressent aucune douleur qui soit la conséquence d'une compression de certains troncs nerveux. Aucune compression des vaisseaux, car le malade depuis le début de son mal n'a jamais eu la jambe du côté malade œdématiée.

Les urines sont absolument normales.

Le foie n'est nullement volumineux.

On ne sent aucun engorgement ganglionnaire.

Rien au poumon ni au cœur.

Opération faite le 28 *octobre.* — M. Verneuil a procédé, comme s'il avait à lier l'artère iliaque externe. Il a commencé son incision à 2 centimètres en dedans de l'épine iliaque antérieure et supérieure, en la prolongeant jusqu'à 3 centimètres de l'épine pubienne. Il s'est proposé, avant l'opération, que s'il trouvait des adhérences avec le péritoine, qu'alors il réséquerait ce dernier, en faisant une hémostase absolue, et qu'enfin il terminerait l'opération en faisant la suture et le drainage de la plaie. Et si, au contraire, il ne trouvait pas d'adhérences avec le péritoine, alors il ferait une suture complète.

M. Verneuil a procédé comme il s'était promis,
de faire. Il a fait une incision à la peau, parallèle à
l'arcade de Fallope, à 3 centimètres au-dessus de
cette arcade.

Le volume de la tumeur étant très considérable,
M. Verneuil a été obligé d'allonger un peu son incision primitive, qu'à la fin de l'opération, elle me-
surait presque la longueur de l'arcade crurale, et
cela même n'a pas suffit et M. Verneuil a été forcé
de faire une autre incision perpendiculaire à la première.

Il a fait en passant la ligature des artères circonflexe et épigastrique.

M. Verneuil, après avoir coupé l'aponévrose du
grand oblique et le muscle du petit oblique, ar-
riva sur la tumeur. A ce moment, il constata l'adhérence intime du néoplasme avec le bord externe du
muscle grand droit et le bord inférieur du muscle
transverse qu'il a fallu, pour ainsi dire, sculpter
pour le séparer de ces derniers.

Après cette libération, il a passé son doigt au-
dessous d'un gros pédicule qui unissait la tumeur à
la crête iliaque et l'a sectionné.

L'opération faisant des progrès, M. Verneuil s'a-
perçut de l'adhérence de la tumeur avec le péritoine qu'il fut forcé de l'ouvrir ; et puis, même
adhérence avec trois cordes épiploïques qui furent
liées sur place et puis coupées. La tumeur étant à
présent libérée de partout, M. Verneuil bascula la

tumeur et constata qu'une anse d'intestin grêle faisait corps avec elle.

La mobilité de la tumeur se trouvant augmentée, mais ne pouvant être extirpée en totalité, M. Verneuil coupa la tumeur en deux pour l'extirper, morceau par morceau. A ce moment, un jet de sang assez considérable inonda la plaie, il fut aisé de jeter un fil sur l'artère qui provenait certainement de l'iliaque externe.

La dissection fut poussée aussi loin que possible, ce qui obligea de sectionner l'ouraque d'abord et le cordon spermatique ensuite.

M. Verneuil n'a pas tardé à voir qu'il n'y avait pas seulement les organes que nous avons mentionnés plus haut, qui possédaient des adhérences avec la tumeur, mais que ces adhérences existaient aussi avec la gaine des vaisseaux iliaques. On extirpa donc la tumeur le plus qu'on a pu, et on en laissa une partie qui n'aurait pas été facile d'enlever sans mettre en danger l'artère.

Après avoir nettoyé et lavé la plaie avec de l'eau phéniquée forte, mis plusieurs points de suture et drainé chaque extrémité de la plaie, on a fait un pansement de Lister par-dessus tout.

Le 29. Le jour de l'opération a été assez calme, si ce n'est que le malade est oppressé, ressentant certaines douleurs vagues dans le creux de l'estomac. Il a eu un certain moment de la journée de l'hypothermie ; le thermomètre marquait à midi et à trois heures, 36,2. Le pouls, ce jour-là, n'a pas été compté.

Le malade a pris un peu de bouillon, qu'il n'a pas pu garder et l'a rendu presque immédiatement. L'interne du service lui a administré une pilule d'extrait thébaïque de 5 centigrammes. Il a fait en même temps recouvrir tout l'abdomen de glace.

Ses urines sont normales.

Voici la température des différentes heures de la journée. Le matin de l'opération, 37,2; après l'opération, à midi, 36,2; à 3 heures, 36,2; à 5 heures, 36,4; à 7 heures, 37,9.

Le 30. Ce matin, le malade est un peu oppressé, il a 52 respirations par minute, pouls 92, température 39°.

Contre l'oppression, M. Verneuil administre un demi-centigramme de chlorhydrate de morphine en injection sous-cutanée.

Le malade a un peu la face rouge. Comme aliment, on lui donne du lait, du bouillon et du vin de Banyuls.

Le ventre est souple, aucune douleur abdominale qui pourrait faire croire à l'existence d'une inflammation de la séreuse péritonéale. Le malade ne se plaint que de son oppression.

Le 31. Pouls, 100; température, 38,8; respiration, 40.

L'oppression de la veille a complètement disparu.

La soif est vive, pas de nausées, les urines sont normales.

La langue est humide, couverte d'un enduit blanchâtre.

Il a mangé un œuf hier, et il n'a pas pu le garder.

Depuis le jour de l'opération, on a changé aujourd'hui pour la première fois son pansement sous la pulvérisation phéniquée.

Tout autour de la plaie existe un peu de rougeur, d'empâtement et de sensibilité; par conséquent, un peu de phlegmon.

Au moment où on a retiré les drains des deux ouvertures de la plaie, il a coulé très peu de pus, mais pas de sang.

Il n'a pas eu de frisson, mais en revanche, il a passé une nuit assez agitée, dormant mal et rêvant beaucoup.

1er novembre. La température est montée hier au soir à 39°. Ce matin, 38,3. Pouls 88. Respiration, 36.

Il a mangé une assiettée de potage qui d'ailleurs a très bien passé. Il a eu envie de vomir. Langue humide, recouverte d'un très léger enduit blanchâtre.

Les urines sont normales.

Changement du pansement.

Il se plaint de douleur de la face interne de la cuisse droite. Cela n'est nullement étonnant, car le nerf crural au moment de l'opération a été touché.

Il continue à souffrir de sa plaie, mais moins que les jours précédents.

La circonférence de la plaie est moins empâtée.

Il n'a pas pu dormir cette nuit, à cause de cela, il paraît fatigué.

En somme, l'état général n'est pas mauvais, tout marche à souhait, et le malade lui-même se trouve assez bien.

Le 2. T. 38,6. P. 82. R. 36.

Hier, vers une heure de l'après-midi, il a vomi des matières bilieuses.

Vers le soir, il a pu manger du potage et un œuf à la coque.

L'interne du service lui a administré une cuillerée de sirop de chloral qui a été rendu immédiatement après ; après quoi, il lui a fait une injection sous-cutanée de chlorhydrate de morphine, qui a beaucoup aidé le malade de passer une assez bonne nuit.

La langue est bonne.

L'appétit est excellent. Pour la première fois il a pu mâcher un morceau de bifteck et bu un verre de vin.

Changement du pansement.

La plaie ne le fait presque pas souffrir, si ce n'est quand il tousse.

La plaie suppure et il est en train de se former une petite collection purulente.

Le 3. Hier au soir 39° de température. Ce matin 38,6, pouls 88, respiration 32.

Langue bonne, appétit bon, aucune envie de vomir, toujours absence de sommeil. Le ventre n'est
toujours pas sensible. Le malade se trouve assez
bien. Depuis le jour de l'opération il n'est pas allé
à la garde-robe ; on lui a administré un purgatif
léger.

Le 4. T. 38,9. P. 88. R. 36.

Excepté le sommeil, tout va à souhait. Il est allé
à la selle hier sans lavement ni purgatif.

Rien autre digne de remarque.

Changement du pansement.

Le 5. T. 38. P. 94. R. 36.

Même état qu'hier, si ce n'est que le phlegmon
de la plaie s'est ouvert à l'extérieur.

Il a, à la partie antéro-supéro-externe, près de
l'épaule droite, un abcès ayant à peu près 15 centimètres de diamètre. Il y a deux mois il a eu une
brûlure tout près de cet abcès. M. Verneuil ne considère pas cela comme une septicémie embolique ;
pour lui c'est un lieu de moindre résistance.

Changement du pansement.

La plaie, jusqu'à présent, n'est pas désunie.

Le 6. T. 38,6. P. 104. R. 32.

Même état qu'hier. Le malade est allé deux fois
à la selle. Il a eu un peu d'oppression hier.

Son abcès est dans le même état, si ce n'est qu'il
y a un peu plus de rougeur et de tuméfaction. Il en
souffre très peu.

Changement du pansement.

Le malade a maigri depuis le jour de l'opération.

M. Verneuil a ordonné de faire des badigeon-
nages de teinture d'iode sur l'abcès.

Le 7. T. 37,9. P. 100. R. 32.

Le malade va toujours assez bien; il ne se plaint
de rien. La plaie a bon aspect.

Changement du pansement.

Le 8. T. 37,9. P. 92. R. 32.

Aucun changement appréciable depuis hier.

Changement du pansement.

Le 9. T. 37,6. P. 80. R. 24.

Depuis le jour de l'opération, voilà la première
fois que nous voyons arriver le thermomètre à
37,6, température presque normale.

Le malade continue toujours à manger avec appétit.

Il est allé hier six fois à la selle, en diarrhée, on
ne sait pour quoi. Rien aujourd'hui.

Depuis que l'on badigeonne l'abcès de la région
pectorale avec de la teinture d'iode, il a diminué
des trois quarts de son volume.

Le 10. T. 37,8. P. 88. R. 20.

Changement du pansement.

Le 11. T. 37,2. P. 80. R. 20.

Au moment où l'on allait changer son pansement, l'abcès, qui s'était développé à la partie su-
péro-antérieure du thorax, s'est ouvert tout seul,
et il en a coulé un demi-verre de pus de bonne nature. On a pansé l'abcès avec un peu de gaze trem-
pée dans de l'eau phéniquée.

Changement du pansement.

Le 12. T. 37,2. P, 80. R. 20.

Le petit abcès qui s'est ouvert hier est presque guéri,

Le malade va de mieux en mieux.

Changement du pansement.

Le 13. T. 37,2. P. 80. R. 20.

Le 14. T. 37,2. P. 80. R. 20.

Le 15. T. 36,2. P. 80. R. 20.

Le 16. T. 37. P. 76. R. 18.

C'est aujourd'hui pour la première fois que la température, le pouls et la respiration sont venus à l'état normal. Du reste, il faut dire aussi que les quelques dixièmes de degré, ou les quelques pulsations en plus, n'ont eu aucune influence sur l'état général du malade.

Le 17. T. 37,6, P. 80. R. 20. Le malade va toujours aussi bien. La suppuration n'a pas complétement tari, mais elle a diminué presque des trois quarts.

Le 18. T. matin, 37,5, soir, 37,8. P. 80. R. 20.

Nous ne savons pas à quoi est dû ce peu d'élévation de la température, mais le fait est que le malade est toujours gai et content.

Le 19. T. 37,4. P. 80. R. 20.

La plaie a un meilleur aspect. La cicatrisation s'avance toujours.

Le 25. L'état général du malade va très bien, il mange, il dort, il ne souffre nullement. La température, ainsi que le pouls et la respiration

sont devenus normaux. La plaie de l'opération est
cicatrisée dans son milieu, il n'y a que les deux
extrémités qui ne le sont pas encore, et par lesquelles il coule toujours un peu de pus.

On peut à présent considérer notre malade presque guéri de son opération. Il n'en est pas de même
quand il s'agit de savoir s'il est guéri de sa tumeur; car elle est en pleine récidive. Nous avons
palpé son ventre et voilà ce que nous avons constaté: Toujours peau souple, sans adhérence aucune avec la tumeur. Cette dernière dans l'espace
d'un mois a fait des progrès aussi rapides qu'inat-
tendus. Elle remplit à ce moment presque toute la
fosse iliaque droite. Perpendiculairement elle monte
à deux travers de doigt et demi au dessous de l'ombilic, tandis qu'avant l'opération elle en était dis-
tante de trois travers de doigt; et horizontalement
elle mesure près de 12 centimètres.

Il faudrait savoir si la récidive que nous avons
constatée est due à des portions de tumeur qu'on a
laissées sur l'intestin et sur la gaine des vaisseaux
iliaques externes, ou bien si elle est indépendante de
ces dernières, et que la récidive s'est faite aux dépens des parcelles de tissu malade qu'on a laissées
dans la plaie.

M. Verneuil est disposé plutôt à accepter cette
dernière hypothèse que la première. Il croit en effet,
que si on avait même fait l'extirpation complète de
la tumeur, après avoir réséqué une portion de l'intestin grêle et quelques centimètres des vaisseaux

iliaques et en mettant complétement de côté le
danger qu'on aurait fait courir au malade, on aurait vu se faire toujours et toujours cette récidive,
car forcément on aurait laissé quelques parceles
de la tumeur qui auraient passé inaperçues au
moment de l'opération à cause de sa diffusion.

Examen macroscopique de la tumeur. — Une partie de la tumeur extirpée du foyer malade, pré-
sentait le volume d'un gros œuf de dinde, sans
compter ce qu'il est resté dans la plaie sans pouvoir
être enlevé. Nous l'avons coupée dans tous les sens,
et nous n'avons pas trouvé un enkystement quelconque.

Le tissu de la tumeur était blanchâtre et même il
y avait des endroits qui ressemblaient à s'y méprendre à du tendon. A sa surface existaient des
racines innombrables qu'au moment de l'opération
M. Verneuil a été forcé de couper à petits coups,
aux ciseaux et au bistouri; et même comme nous
avons dit plus haut, il a été forcé d'enlever une
partie du bord externe du muscle grand droit, et
du bord inférieur du muscle transverse. Ces
adhérences étaient tellement intimes avec le tissu
musculaire, qu'il aurait été difficile, et même pour
être plus dans la vérité, nous dirons impossible
de séparer la tumeur des parties saines, tant il y
avait une confusion de structure entre ces deux
tissus. Les adhérences n'étaient pas seulement
avec les muscles; mais avec le ligament de Fallope

les aponévroses, l'épiploon, le péritoine, le cordon spermatique, l'intestin, les vaisseaux iliaques, etc.

Examen microscopique de la tumeur. — La tumeur durcie dans l'alcool absolu, par petites tranches, fut examinée dans les points les plus divers de la masse ; à la périphérie du centre les ganglions, les muscles enlevés avec elle furent l'objet d'examen très minutieux. Partout on trouva la même structure, le tissu fibreux ici entourant quelques petits îlots de cellules étoilées, là masses denses et solides, là encore étouffant les fibres musculaires du psoas iliaque, qui se trouvaient ainsi écartées les unes des autres et dissociées pour ainsi dire. Les ganglions n'avaient rien de spécial.

Nulle part on ne trouvait d'éléments jeunes ; et cependant cette tumeur s'accroissait rapidement, infiltrant les muscles, infiltrant les aponévroses, ce que démontre aussi la récidive rapide ; il est très certain que le chirurgien voulant avant tout ne pas compromettre la vie du malade, est resté en de certains points dans la tumeur et n'est pas arrivé aux limites du tissu morbide.

Nous doutons fort que l'examen du point en récidive donne un autre résultat que le précédent.

La tumeur était massive, dense, dure, laissait à la coupe exsuder de la sérosité transparente et au raclage avec le bistouri ne donnait aucun élément cellulaire ; les caractères microscopiques coïncident

parfaitement et leur accord confirme notre diagnostic histologique, fibrome, expression à laquelle
nous ajoutons pour mieux déterminer l'évolution
et la marche envahissante de la tumeur le terme de
malin.

CONCLUSIONS.

1° Jusqu'à présent on n'a pas démontré la cause véritable de ces néoplasmes. Quant à leur origine, nous ne croyons pas qu'elle soit unique, le périoste seulement par exemple ; nous croyons au contraire, qu'elle est multiple ; qu'avec le périoste, il peut y avoir les aponévroses des muscles abdominaux, le ligament de Fallope, et peut-être le tissu cellulaire sous-cutané lui-même. Ces néoplasmes existent rarement chez l'homme et plus communément chez la femme ;

2° Les fibromes appartiennent en général à la classe des tumeurs bénignes ; mais ce caractère ne peut pas être donné à tous ; car à côté il peut en exister d'autres qui ont une marche et une diffusion telles qui ne vous permettent plus, quant à leur influence locale, de les ranger parmi les tumeurs bénignes, et nous obligent à leur donner la dénomination de maligne. Les fibromes comme on l'a prétendu, ne gardent pas forcément une structure histologique toujours la même ; ils sont parfaitement aptes de se transformer en sarcome ou autres ;

3° En général il est facile de porter un diagnostic plus ou moins certain d'un fibrome ; mais ce qui fait la difficulté de la chose, c'est de savoir, si la tumeur que l'on doit opérer, présente des adhérences avec les organes profonds ; et, si oui, quels sont ces organes ? Question difficile à résoudre; mais en cette circonstance il faut tenir grand compte de la durée de sa marche et de sa mobilité, qui peuvent dans un certain cas vous indiquer sa nature maligne ou bénigne, ou autrement, si elle est diffuse ou circonscrite;

4° Il faudrait complètement laisser de côté, pour la guérison des tumeurs fibreuses de la fosse iliaque, les prétendues pommades fondantes, l'iodure de potassium à l'intérieur et le seigle ergoté. Nous pouvons en dire autant pour les sétons-fils. Il est permis d'essayer la section sous-cutanée du pédicule par la méthode ordinaire ou bien par la méthode de M. le professeur Richet. Ce qui vaut mieux, c'est d'avoir recours à une opération radicale dans un très bref délai, si possible est. Si les adhérences ne vous permettent pas d'enlever la totalité de la tumeur sans préjudice quelconque pour la vie du malade, il faut enlever alors le plus qu'on pourrait de la tumeur et ne pas chercher à faire son extirpation complète, ce qui obligerait à réséquer : intestin, péritoine, vaisseaux iliaques, etc.

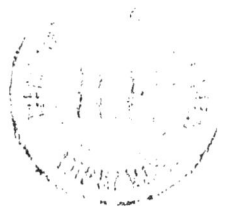

Paris. — A. PARENT, imp. de la Fac de médec., A. DAVY, successeur, 52, rue Madame et rue M le-Prince, 14.

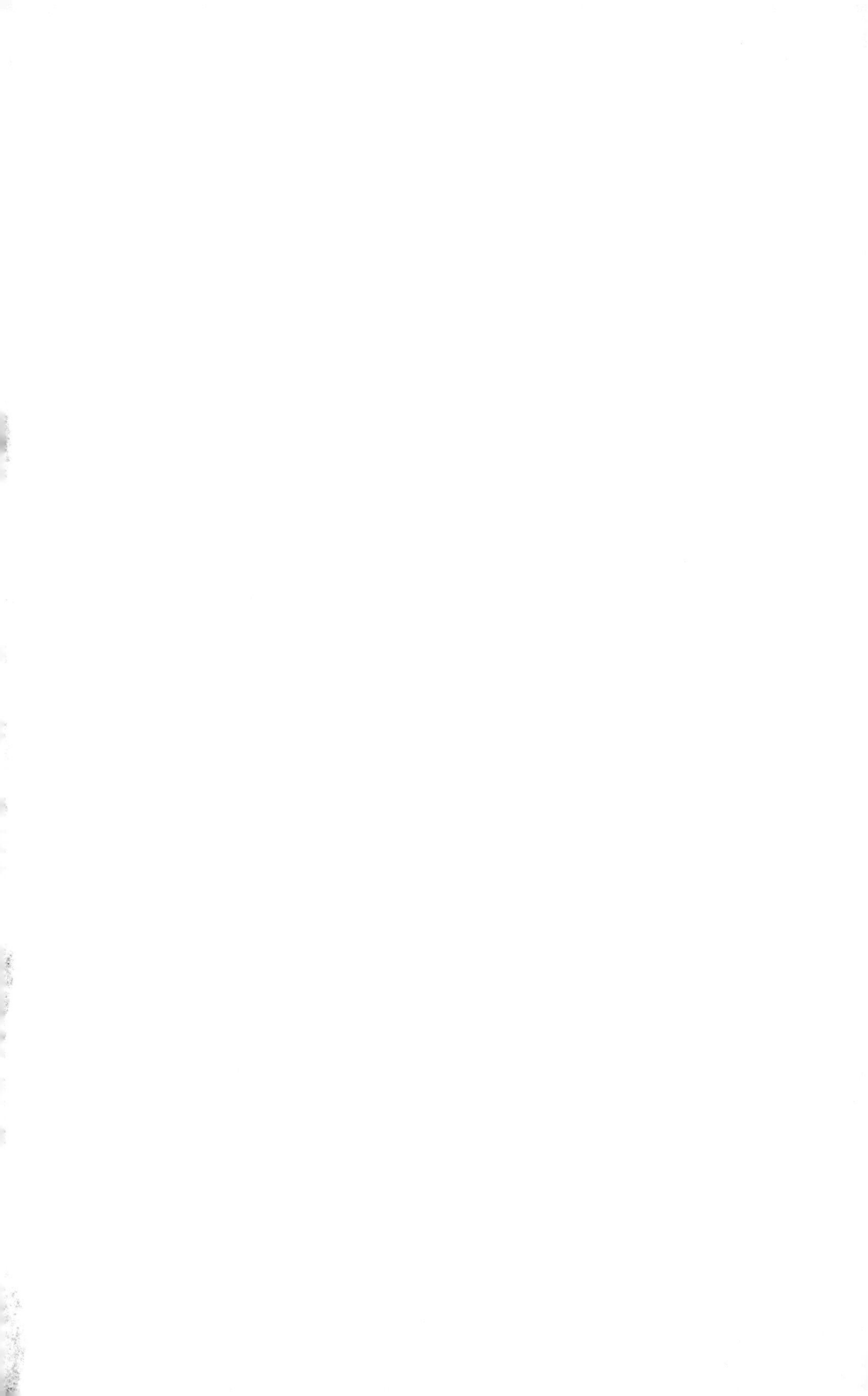

www.ingramcontent.com/pod-product-compliance
Lightning Source LLC
Chambersburg PA
CBHW070825210326
41520CB00011B/2122